AF462389

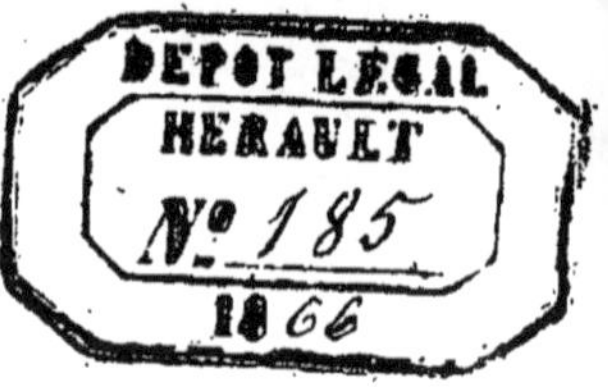

SOUVENIRS MÉDICAUX

DE

DEUX ANNÉES DE CAMPAGNE

SUR LES CÔTES

Du YUCATAN (Mexique)

PAR

LE Dr F. COURAL

Médecin de deuxième Classe de la Marine impériale
Membre de la Société d'Anthropologie de Paris
De la Société de Médecine et de Chirurgie pratiques de Montpellier
Chevalier de la Légion d'Honneur
Chevalier de l'Ordre impérial de Notre-Dame de Guadalupe
(Mexique), etc., etc.

MONTPELLIER
TYPOGRAPHIE DE BOEHM & FILS, PLACE DE L'OBSERVATOIRE
Éditeurs du MONTPELLIER MÉDICAL

1866

A Monsieur

De FAUQUES de JONQUIÈRES,

Capitaine de frégate, Commandant l'Aviso à vapeur le BRANDON.

ET

MM. CAVALIER, BARON, De NEVERLÉE, FLEURIAIS,
PEIRONET, PERROT,

Officiers composant l'État-Major.

Souvenir de notre Campagne au Mexique.

(1863-1864-1865.)

F. COURAL.

INTRODUCTION

Le 27 juin 1863, l'aviso à vapeur *le Brandon*, commandé par M. de Fauques de Jonquières, quittait Toulon pour aller renforcer la station navale du golfe du Mexique.

A peine arrivé à destination, ce bâtiment prend, le 3 août, une part active au bombardement de Tampico, coopère au blocus qui amène la reddition de la place de Campèche, est désigné ensuite comme bateau-hôpital, lors de l'évacuation de Minatitlan. Enfin, la station sur les côtes du Yucatan et le commandement de Carmen, terminent la mission du *Brandon* au Mexique.

Médecin-major de ce bâtiment, nous allons essayer

de rassembler les notes que nous avons pu recueillir pendant cette campagne de vingt-six mois.

Notre travail comprendra deux parties :

La première sera une étude rapide et succincte du pays.

Nous étudierons, dans la seconde, les principales maladies que nous avons pu observer, tant à bord que dans les hôpitaux.

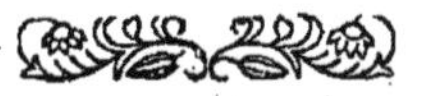

SOUVENIRS MÉDICAUX

DE

DEUX ANNÉES DE CAMPAGNE

SUR LES CÔTES

Du YUCATAN (Mexique)

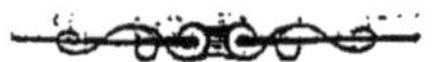

> S'il est au Mexique une contrée intéressante, c'est bien certainement cette péninsule du YUCATAN, si remarquable à tant d'égards.
>
> (BRASSEUR DE BOURBOURG; *Esquisses d'histoire, d'archéologie, d'ethnographie et de linguistique. Annales des voyages*, 1864, tom. III.)

PREMIÈRE PARTIE

HISTORIQUE.

Vingt-cinq ans à peine s'étaient écoulés depuis l'époque (1492) à laquelle Christophe Colomb avait découvert les Antilles, que trois navires armés à Cuba, sous les ordres de Francisco Hernandez de Cordova, Cristoval Morantes et Lopez de Caucedo, abordaient les côtes du Yucatan, et débarquaient au cap Catoche, désigné d'abord sous le nom de pointe de Las Muyères. De là, les navigateurs reconnurent successivement Campèche et Potoncham, aujourd'hui Champoton, où, pour faire de l'eau, Hernandez dut livrer une bataille sanglante aux naturels du pays, bataille dans laquelle il perdit quarante-sept de ses hommes, en eut une cinquantaine environ de blessés, et n'échappa lui-même à la défaite que couvert de blessures.

Les souvenirs recueillis par Lizana font venir les premiers colons de l'île de Haïti, d'où ils seraient passés ensuite dans celle de Cuba, peut-être unie alors, comme l'admet de Humboldt, à la pointe orientale de la péninsule, non loin du cap Catoche. Cependant, lorsque ces premiers colons apparurent, soit qu'ils vinssent de Cuba ou de Haïti, des populations indigènes occupaient déjà la péninsule Yucatèque, ainsi que la majeure partie du continent américain. On ne saurait dire de quelles nations elles sortaient ; mais il y a lieu de croire qu'elles étaient d'origines diverses, se distinguant entre elles par leurs coutumes, leurs mœurs et surtout leur état social. Il est cependant certain qu'à l'époque de la conquête du Yucatan par les Espagnols, un grand nombre d'Indiens instruits disaient avoir appris traditionnellement de leurs ancêtres que leur pays avait été peuplé par des nations venues de l'Orient [1].

[1] Herrera; Histoire de *las Indias occid.*, décad. IV, lib. 10, cap. 2.

Aussi, d'accord avec les investigations modernes et l'étude dont a été l'objet le problème de la migration des peuples en Amérique, les traditions les plus anciennes désignent les côtes du Yucatan et les provinces riveraines de l'Uzumacinta comme le berceau de la civilisation.

Nous n'entreprendrons point l'étude des différents peuples qui habitaient alors ce pays ; nous ne chercherons pas non plus à approfondir l'époque à laquelle remonte la diversité de langage ; mais ce qu'il est permis de croire, c'est qu'à une certaine époque une seule langue existait.

Cette langue était, sans nul doute, le Tzendale, parlé encore de nos jours par un grand nombre d'Indiens de l'État de Chiapas, ou plutôt le Maya, parlé, à quelque peu de différence près, comme au temps de la conquête par la totalité de la population (indigène, métisse et blanche), à l'exception toutefois de l'espagnol, que l'on parle dans les principales villes : Campèche, Mérida, Carmen.

La conservation de cette langue dans la péninsule Yucatèque, où elle n'aurait éprouvé que peu d'altération de la part des nations qui envahirent si fréquemment ses contrés voisines, doit être attribuée, selon M. l'abbé Brasseur de Bourbourg, à l'isolement de cette province[1].

[1] Brasseur de Bourbourg; Nouvelles annales des voyages, 1864, tom. III, pag. 61.

Le sol du Yucatàn est encore aujourd'hui parsemé d'innombrables ruines, dont la magnificence et l'étendue frappent d'étonnement les voyageurs. De tous côtés ce ne sont que collines pyramidales, villes dont la grandeur éblouit l'imagination. Enfin, on ne saurait faire un pas sans rencontrer des débris qui attestent à la fois et l'immensité de la population antique de Maya et la longue prospérité dont cette contrée, aujourd'hui en grande partie abandonnée, a dû jouir sous ses premiers rois.

Les chiffres suivants, résultat de nos recherches, prouvent avec quelle rapidité a diminué la population du Yucatan.

En effet, tandis qu'en 1790 sa population était estimée à 663,623 habitants, un recensement officiel opéré en 1846 la porte à 504,625, et enfin un almanach du Gouvernement, imprimé à Campêche en 1857, donne, comme chiffre de la population, 364,621 habitants, environ la moitié de ce qu'elle était soixante-sept ans auparavant[1]. Sur ces nombres, on compterait de 30 à 40,000 Espagnols, européens ou métis[2].

Il va sans dire toutefois que dans ces chiffres ne

[1] Ces chiffres sont tirés des registres des municipalités de Mérida et Campêche.

[2] Cette diminution du chiffre de la population doit être, selon nous, attribuée, en grande partie, aux massacres qui, à deux reprises, signalèrent l'envahissement du Yucatan par les tribus des *Indios Soblevados*.

figurent point les populations sauvages du Peten, désignées sous le nom d'*Indios Soblevados*, dont on ne peut même approximativement connaître le nombre.

Races. — Si l'on étudie les édifices oubliés par les temps dans les forêts du Yucatan, on en trouve de caractères architecturaux si différents, qu'il est tout aussi impossible de les rattacher à une même époque que de les attribuer à une même nation.

Cette idée de nations différentes, que révèle l'examen des monuments anciens, se perpétue encore, et l'on peut dire que jusqu'au jour de la proclamation de l'Empire mexicain, trois peuples (que l'on nous permette cette dénomination impropre), bien différents par leurs coutumes et leurs lois, foulaient le sol du Yucatan. Ces trois peuples étaient : les Campéchiens, occupant tout l'État de Campèche ; les Méridiens, ayant pour capitale Mérida[1], et les habitants de l'île de Carmen, plus connus sous le nom de *Lagouneros*.

Ces trois États, constituant la péninsule Yucatèque, ont longtemps été gouvernés par des lois particulières à chacun d'eux, et, quoique parties intégrantes de la grande république Mexicaine, ils avaient depuis longues années proclamé leur indépendance et ne relevaient nullement du pouvoir résidant à Mexico. La race qui habite les villes et les quelques villages est

[1] Aujourd'hui capitale du Yucatan.

en général belle; les traits sont accentués, l'angle facial développé, l'œil vif et intelligent, la démarche fière, les membres fortement musclés; les cheveux, d'un beau noir, sont soyeux et tombants des deux côtés de la tête.

L'habitant du Yucatan est poli envers ceux qui l'abordent, affectueux dans ses relations. Le jeu de sa physionomie vous traduit toujours sa pensée d'un air qui respire la franchise. Quant à la femme, il suffit d'être allé à Mérida pour partager l'opinion d'Herrera [1], qui la trouve plus belle, plus gracieuse même que l'Espagnole.

L'étranger qui arrive dans le Yucatan est tout d'abord embarrassé de placer l'Indien dans l'échelle de la vie sociale : il le voit, en effet, propre, bien vêtu, vivant familièrement et sans distinction aucune avec les blancs. Il fait cependant à lui seul tout le travail de la domesticité.

On remarque dans son air et dans ses actions une apathie qui semble montrer un esprit abattu ou au moins soumis; c'est comme le symptôme du souvenir mélancolique de jours plus heureux. N'est-il pas, en effet, l'humble descendant d'un peuple grand et puissant, qui fut jadis maître de ce pays?

De fréquents mariages ont lieu entre les métis et les Espagnols, tandis qu'ils sont très-rares entre les métis et les Indiens. La couleur des enfants qui naissent de

1 Herrera; Histoire générale, décad. IV, lib. 10, cap. 4.

ces unions se rapproche de plus en plus de la blanche, de telle sorte qu'il est souvent difficile de décider s'ils sont métis ou créoles.

Les métis de la seconde et de la troisième génération forment en général une belle race d'hommes ; leur couleur, si elle n'est pas complètement blanche, n'est cependant pas non plus trop foncée et se rapproche du teint brun, si commun dans l'Europe méridionale.

Les cheveux sont ordinairement noirs, les yeux ombragés de sourcils bien arqués. Le regard, ainsi que toute la physionomie, a de la vivacité et de l'ardeur.

Le costume de l'Indien se compose d'un pantalon en calicot, attaché par une ceinture et retroussé presque toujours jusqu'aux genoux; une chemise souvent à jabot tombant au-devant de son pantalon, un chapeau de paille à larges bords qu'il confectionne lui-même, complètent son vêtement. Quant aux femmes, leur costume est encore un représentant fidèle de celui qu'on retrouve dans les bas-reliefs des anciens monuments du Yucatan. Il se compose d'une étoffe rayée d'une ou plusieurs couleurs, fortement serrée autour du corps, et qu'elles laissent descendre plus ou moins bas au-dessous du genou. Aux jours de fête elles ajoutent à ce costume, ainsi qu'autrefois, une sorte de tunique à manches courtes et larges, d'une toile fine et ornée de dessins et de broderies diverses. Ce costume si simple se fait du reste remarquer par son excessive propreté.

La case de l'Indien est construite avec des bambous et recouverte de feuillage. Son mobilier comprend un lit formé de languettes de bambou, sur lequel il place une natte. Un hamac pendu au travers de la case, quelques pots grossiers en terre, une pierre à fabriquer les *tortillas* [1] complètent son ameublement, auquel cependant ne manque jamais une image grossière de la Vierge ou de quelque Saint.

Sa nourriture se compose de tortillas, de frigoles (espèce de haricot), de bananes et de chocolat; comme boisson habituelle, l'eau pure, l'eau-de-vie, ou plutôt le pulque [2], sa boisson favorite.

Topographie. — Le Yucatan, la plus orientale des provinces de l'empire Mexicain, est une vaste presqu'île de forme quadrilatère, séparée à l'ouest du continent par la lagune de Terminos [3] et le Rio Uzumacinta, partageant au sud, avec la république du Guatemala, les vastes plateaux marécageux du Peten-Iza, et baigné enfin dans ses autres parties par les golfes du Mexique et du Honduras.

Dans la structure géologique, le sol recouvre un grand nombre de cavernes composées de pétrifications et de coquillages, annonçant que la plus grande partie

[1] *Tortillas*, galettes de maïs fabriquées par les femmes, et remplaçant le pain dans l'alimentation.

[2] *Pulque*, boisson fermentée provenant de l'*Agave americana*.

[3] Terminos ou île de Carmen.

du Yucatan n'est qu'une vaste formation fossile, et qu'à une époque qui n'est pas très-éloignée cette contrée a dû être recouverte par les eaux [1].

Partout la matière calcaire se rencontre en masses vraiment remarquables. Cependant, la nature prévoyante a pris soin de recouvrir cette croûte d'une couche de terre végétale assez épaisse pour y permettre toute espèce de culture.

Une seule chaîne de montagnes traverse le pays; elle naît brusquement au nord d'Exqueuïl [2], s'avance en courant de l'est à l'oust dans l'intérieur du pays, passe derrière la ville de Campèche, où déjà les hauteurs qu'elle a présentées à son origine s'affaissent sensiblement ; s'écarte en même temps du rivage jusqu'au voisinage de Kopomâ [3], pour se couder brusquement au sud et aller se terminer en se joignant aux chaînons les plus élevés de la Cordillière occidentale du Peten.

Le Yucatan ne possède pas de cours d'eau qui lui soient propres. Aussi, si nous descendons la côte depuis Sisal jusqu'à l'embouchure de la barre de Carmen, à peine pouvons-nous citer le Rio de Champoton, se terminant à la mer par un véritable estuaire; le Rio San-Francisco auquel M. Malte-Brun donne le nom

[1] Stephens ; *Incidents of travel in Yucatan*, vol. I, chap. 6.

[2] Exqueuïl, village de l'État de Campèche, à trois lieues sud de cette ville et à une lieue de la mer.

[3] Kopomâ, village de l'État de Mérida, à huit lieues SE de cette ville et à six lieues de la mer.

de fleuve[1], et sur lequel il suppose à tort bâtie la ville de Campêche.

Mais si la partie nord est remarquable par l'absence de rivières, dans le sud au contraire les cours d'eau forment un système hydraulique des plus curieux. Tous dérivent de l'Uzumacinta. Celui-ci, une fois descendu des hautes régions où il a ses sources, devient plus paisible; toutefois, en perdant son impétuosité, le fleuve continue néanmoins à rouler avec une certaine rapidité.

A Jonuta[2], il envoie vers le nord une branche importante qui, sous le nom de Palizada, va déboucher dans la lagune de Terminos, laisse échapper vers le golfe la branche du San-Pedro, et confond enfin ses eaux avec celles du Grijalva. Ainsi que la Basse-Égypte, la plus grande partie du territoire renfermé entre le pied des montagnes et les embouchures du Tabascoet de l'Uzumacinta, est de formation comparativement récente.

Ce sont évidemment des terrains d'alluvions apportés par cette infinité de cours d'eau, et dont l'action est assez remarquable pour que l'élévation graduelle et continue du sol devienne visible dans l'espace de deux ou trois générations[3]. On conçoit que, dans ces conditions, les inondations soient considérables ; aussi

[1] Malte-Brun ; Précis de géographie universelle, pag. 725.

[2] Jonuta, village de l'État de Carmen.

[3] Panorama de Mexico ; Art. *el Rio Uzumacinta.*

ont-elles lieu dans toutes les directions depuis la mi-juin jusqu'à la fin d'octobre.

A cette époque, la contrée tout entière se convertit en un grand lac, où les villes et les villages demeurent suspendus au-dessus des eaux, ainsi que les cimes des forêts. Toute communication par terre s'arrête, des milliers de barques et de canots sillonnent la plaine humide, transportant les denrées d'une bourgade ou d'une ville à une autre, avec une facilité inconnue aux autres régions de l'Amérique. Au commencement d'octobre, l'inondation atteint ordinairement la plus grande hauteur. On a alors de la peine à reconnaître le cours des rivières du reste de la campagne[1].

Malgré la couche calcaire dont nous avons parlé plus haut et le peu de rivières que nous avons signalées dans la partie nord, le sol du Yucatan est humide et perpétuellement couvert d'une végétation où la nature tropicale déploie toutes ses richesses. On y cultive le riz, le maïs, les frigoles[2], la figue, le tabac, le sucre, le café, le cacao, la vanille ; enfin le coton, essayé dans ces dernieres années aux environs de Mérida, et destiné déjà à rivaliser sur les marchés européens avec les cotons de l'Amérique du nord.

Dans sa partie sud, de magnifiques forêts, d'une va-

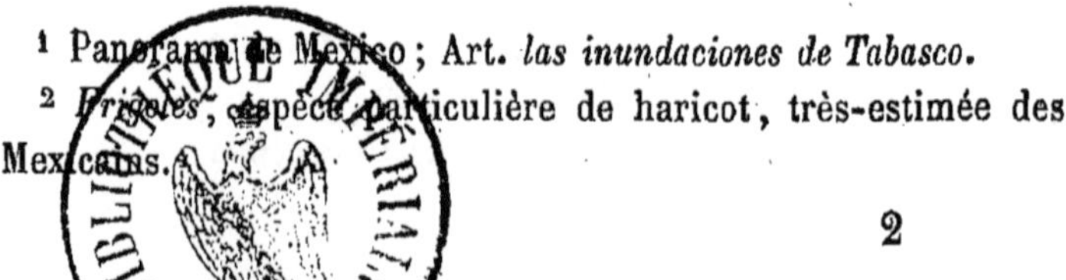

[1] Panorama de Mexico ; Art. *las inundaciones de Tabasco.*

[2] *Frigoles*, espèce particulière de haricot, très-estimée des Mexicains.

riété admirable de bois et de feuillages, aussi vigoureuses qu'aux jours qui virent débarquer les premiers conquérants, ont repris la place que ceux-ci leur avaient enlevée, et depuis des siècles baignent de nouveau leurs ombrages dans les ondes rapides. Près de ces forêts, de luxuriantes savanes étalent toutes les beautés de la flore tropicale et vont se perdre, d'un côté dans l'État du Yucatan, de l'autre dans celui de Chiapas. Dans les parages les plus bas se trouvent les *tintales* ou plantations naturelles de bois de Campèche[1], l'acajou qui se montre partout[2]; des cèdres d'une dimension colossale, le zapote, le mamey[3], le bois du Brésil[4], sans en compter une foule d'autres, entremêlent leurs feuillages et deviennent pour le port de Carmen une source de grandes richesses, car c'est là que chaque année les bâtiments de toutes les nations viennent chercher le bois de teinture.

Les forêts sont habitées par les animaux les plus divers : à côté du lapin, du chevreuil et de la perdrix, qui n'y sont pas rares, se voient le tigre, la panthère, le jaguar. Dans la classe des reptiles se rencontrent toutes les espèces de serpents les plus redoutables. Nous nous permettrons de rappeler à ce sujet ce que n'ont cessé de nous assurer les personnes les plus dignes de foi :

[1] *Hematoxylum Campechianum.*

[2] *Swictinia mahogoni*, famille des Cédrelacées.

[3] *Mammea amerieana*, famille des Guttifères.

[4] *Cæsalpinia echinata*, famille des Légumineuses.

c'est-à-dire qu'il est possible de guérir les piqûres des serpents les plus venimeux, par un procédé et une plante connue de quelques familles indiennes habitant Jonuta. Le secret, il paraît, s'en transmet de père en fils, sans qu'on ait pu parvenir à le découvrir, malgré tous les efforts tentés jusqu'à ce jour.

Au milieu de ces forêts, l'Indien seul peut cheminer; on le voit les pieds nus, armé de son machète[1], se frayer partout des issues. Il connaît les dédales les plus tortueux de la forêt, pose avec sûreté son pied dans le marais, suit la trace des bêtes féroces. Les épines, les ronces, le venin qui l'environne sous tant de formes, rien ne l'effraie : il sait qu'il est le maître de cette nature sauvage. Malheureusement paresseux et de plus enclin à l'ivrognerie, on ne peut que difficilement se procurer ses bras, si nécessaires à l'exploitation de telles richesses.

Tous les fruits des tropiques sont cultivés dans le Yucatan. Le bœuf et le porc y sont d'assez mauvaise qualité ; les gallinacés abondent, et leur prix est bien inférieur à celui du marché de la Vera-Cruz.

Le poisson existe à profusion sur le banc de Campèche et dans la lagune de Terminos. Partout il est d'excellente qualité et d'un prix si bas que pour la

[1] Machète, sorte de coutelas en forme de sabre, qu'il porte suspendu à sa ceinture à l'aide d'un étui.

faible somme de 4 réaux[1] nous pouvions donner un repas de poisson à cent-vingt hommes[2].

Au point de vue minéralogique, nous n'avons jamais entendu parler des mines du Yucatan. Il y a donc lieu de supposer, ainsi que l'indique du reste la constitution géologique du sol, que cette province en est dépourvue.

Au-dessus de Campêche on rencontre quelques salines dont le produit est destiné à saler les quantités effrayantes de poisson que consomment les habitants du littoral.

Les côtes du Yucatan sont dépourvues de ports. A peine peut-on citer la lagune de Terminos, où s'opère l'embarquement du bois de Campêche et d'acajou.

Quant aux rades de Sisal et de Campêche, tout commerce y est rendu impossible. La première, d'un fond complètement rocheux, est ouverte en plein aux terribles vents du nord (*Nortes*) qui forcent les bâtiments à appareiller au moindre vent.

A Campêche, la déclivité du sol est telle que même les bâtiments d'un faible tirant d'eau sont obligés de mouiller à des distances qui rendent tout chargement impossible ou du moins très-onéreux[3].

Au point de vue météorologique, nous ne pouvons

1 Le réal est une pièce d'argent de la valeur de 0,65.

2 Nous n'avons jamais rencontré d'espèces toxiques.

3 *Le Brandon*, calant 3m,60, n'a jamais pu s'approcher de plus de 5 milles.

donner que le résultat de nos observations prises à bord. Il n'existe encore, dans aucune ville, d'établissement pouvant faire connaître les travaux de cette nature.

Pour les deux années passées sur les côtes du Yucatan, notre tableau donne par mois le maximum, le minimum et la moyenne des hauteurs barométriques, thermométriques, le nombre de jours de pluie, et les principaux vents régnant dans le mois. En examinant ce tableau, il est facile de reconnaître que la température moyenne des deux années a été de 27,23, le maximum 30,40, le minimum de 24,07; la hauteur barométrique moyenne de 763mm,64, le maximum 769mm,20, le minimum 758mm,07 et la moyenne des jours de pluie de 9,61.

Deux vents principaux règnent sur les côtes du Yucatan : ce sont les vents de N N O (*nortes*), si redoutables à la Vera-Cruz et dans tout le golfe, et les vents de l'E. à E S E. Les premiers sont peu à craindre sur le banc de Campêche, où la mer, vu la déclivité du sol, ne devenant jamais grosse, permet aux bâtiments de les supporter au mouillage. Ils sont prédits d'une manière rigoureuse par le baromètre. La température se refroidit sensiblement, une faible brise du sud les précède, elle passe successivement par tous les points de la rose des vents, pour se fixer définitivement au N N O. C'est là le commencement du coup du vent : le baromètre baisse aussitôt rapidement et reste ensuite stationnaire pendant toute la durée de l'ouragan ; mais il remonte bientôt, suivant dans sa marche ascendante la rapidité avec laquelle diminue l'intensité du vent. En général d'une durée de quarante-huit heures, les *nortes* balaient l'atmosphère et chassent au loin les miasmes ; mais, à côté de cet effet salutaire, ils impressionnent si vivement l'organisme, que bon nombre de convalescents sont rapidement enlevés.

Quant aux vents de l'E. à l'E S E., ce sont de faibles brises connues sous le nom de *brises de mer*, qui chaque jour, à l'heure à peu près fixe, viennent rafraîchir l'atmosphère.

Comme dans tous les pays tropicaux, deux saisons bien tranchées se partagent l'année : l'une sèche, l'autre chaude ou hivernage, pendant laquelle se montrent les maladies. Les jours purs sont fréquents sur les côtes du Yucatan, les nuits en général belles.

Les orages, inconnus dans la saison sèche, sont presque journaliers pendant l'hivernage, accompagnés de pluies torrentielles et de décharges électriques effrayantes.

AVISO à vapeur le BRANDON,

commandé par M. De Fauques de Jonquières, *capitaine de Frégate.*

État des Observations météorologiques pendant les années 1863, 64 et 65.

ANNÉES.	MOIS.	THERMOMÈTRE.			BAROMÈTRE.			NOMBRE de jours DE PLUIE dans LE MOIS.	VENTS principaux.
		Maximum.	Minimum.	Moyenne.	Maximum.	Minimum.	Moyenne.		
1863	Août......	32	24	28	767	761	764	11	»
	Septembre.	30	27	28.50	768	761	764.50	12	NNO
	Octobre...	31	26	28.50	767	760	763.50	10	NNO
	Novembre..	30	25	27.50	775	759	767	11	NNE
	Décembre..	27	20	23.50	775	760	767.50	6	NNO
Moy. de l'ann. 1863		30	24.40	27.20	770.40	760.20	765.30	10	»
1864	Janvier....	29	22	25.50	773	762	767.50	7	NNO
	Février....	27	20	23.50	772	762	767	3	NNO
	Mars......	28	18	23	769	753	761	4	SE
	Avril.....	26	21	23.50	769	756	762.50	5	ENE
	Mai.......	29	24	26.50	764	757	760.50	2	ENE
	Juin......	29	26	27.50	764	758	761	10	ESE
	Juillet.....	33	27	30	764	760	762	10	SE
	Août......	33	28	30.50	764	760	762	14	SE
	Septembre.	33	27	30	763	756	759.50	12	NNO
	Octobre...	31	25	28	764	759	761.50	8	NNO
	Novembre..	30	24	27	770	757	763.50	6	NNO
	Décembre..	30	24	27	769	758	763.50	7	NNO
Moy. de l'ann. 1864		29.83	23.83	26.83	767 08	758.16	762.62	7.33	»
1865	Janvier....	30	22	26	770	758	764	»	NNO
	Février....	27	20	23.50	771	755	763	»	NNO
	Mars.	29	23	26	765	754	759.50	10	SE
	Avril......	30	23	26.50	770	754	762	11	ESE
	Mai......	33	24	28.50	772	754	763	13	ESE
	Juin......	33	25	29	773	756	764.50	18	SE
	Juillet. ...	34	28	31	770	758	764	20	NNO
	Août......	35	27	31	770	758	764	20	NNO
Moy. de l'ann. 1865		31.37	24	27.68	770.12	755.87	763	11.50	»
RÉSUMÉ GÉNÉRAL DES MOYENNES.									
Années	1863...	30	24.40	27.20	770.40	760.20	765.30	10	»
	1864...	29.83	23.83	26.83	767.08	758.36	762.62	7.33	»
	1865...	31.37	24	27.68	770.12	755.87	763	11.50	»
Moyenne générale..		30.40	24.07	27.23	769.20	758.07	763.64	9.61	»

SECONDE PARTIE

MALADIES.

Le Yucatan, avons-nous dit plus haut, doit être divisée en deux parties : l'une, ou partie nord, comprenant les États de Mérida et de Campêche ; l'autre, ou partie sud, formée par l'État de Carmen, nous offrant un système de canaux et de rivières des plus curieux.

Les maladies doivent nécessairement être soumises à la même division, et l'on ne peut en effet méconnaître les différences caractéristiques que présentent ces deux parties du Yucatan au point de vue pathologique.

Supportant sans maladie aucune un séjour de plusieurs mois dans la partie nord, l'équipage du *Brandon* voit son état sanitaire se modifier sensiblement chaque fois que le bâtiment, quittant son poste d'observation devant Campêche, descend la côte et pénètre dans la lagune de Terminos.

Aussi voyons-nous dans les derniers mois de notre campagne les maladies frapper à coups redoublés un équipage jusqu'alors préservé. C'est qu'à cette époque *le Brandon* occupait le mouillage de Carmen ; que nos hommes, dans de fréquentes expéditions, parcouraient tous les canaux des environs. Habitués au climat sain du banc de Campèche, ils devaient subir l'influence des miasmes qu'ils respiraient ; aussi quelle différence frappante il existe entre l'aspect extérieur de nos hommes au moment où *le Brandon* prend le commandement de la station de Carmen et l'époque de notre départ définitif pour France !

Cinq mois de séjour à ce mouillage avaient suffi pour modifier tellement la constitution de nos hommes, que leur rapatriement devenait de toute nécessité. Nouvelle preuve de l'influence miasmatique, à laquelle, malgré ce qu'à pu écrire M. le professeur Fonssagrives, l'organisme humain ne saurait s'accoutumer.

FIÈVRE JAUNE.

La première des maladies qui doit nous occuper est la fièvre jaune, quoique nous n'en ayons observé que trois cas à bord.

La fièvre jaune existe-t-elle à l'état endémique sur les côtes du Yucatan ; ou, chaque fois qu'elle y a été observée, est-elle due à l'importation ? Telles sont les deux premières questions que soulève l'étude de cette maladie.

M. le Dr Bouffier, médecin principal de la marine,

terminait son *Etude sur les épidémies de fièvre jaune observées à la Vera-Cruz*, par cette proposition [1] : « Nous avons été frappé d'un fait, qui devient démontré aujourd'hui par un document authentique : c'est que la fièvre jaune n'est pas essentiellement endémique à la Vera-Cruz. » Non-seulement nous pensons qu'il en est de même pour les côtes du Yucatan, mais nous croyons que la fièvre jaune observée à Mérida, Campèche, ou Carmen, y a toujours été importée, ou a coïncidé avec l'arrivée d'un grand nombre d'étrangers venant de la Havane ou de la Vera-Cruz.

Aussi, convaincu de cette idée, qui reposait chez nous sur l'observation de nos deux années de campagne et sur l'étude attentive des différentes épidémies observées dans le Yucatan, avons-nous été grandement surpris de voir M. le Dr Jourdanet écrire que les côtes du *Yucatan ne cessent d'être infestées par le germe amaril* [2], surtout lorsque quelques lignes plus bas le même auteur ajoute qu'il n'a jamais observé de cas de mort en dehors de l'épidémie qu'apporta à Campèche l'armée du général Santa-Anna, pendant l'hiver de 1842 à 1843.

Si l'on consulte les registres des hospices de Campèche, Mérida et Carmen, on constate qu'à trois épo-

[1] Archives de médecine navale, tom. III, pag. 536.

[2] Du Mexique au point de vue de son influence sur la vie de l'homme. Paris, 1861, pag. 159.

ques la fièvre jaune, sous forme épidémique, a été observée dans ces localités.

Ces trois épidémies sont, par ordre de date :

1° L'épidèmie de l'armée du général Santa-Anna, 1842-43, qui décime Campèche ;

2° L'épidémie de la canonnière française *la Grenade*, qui de Carmen se répand dans tout le Yucatan (hivernage 1862) ;

3° Celle enfin qui, éclatant à Carmen, décime la garnison austro-belge de Campèche (hivernage 1865).

Or, si nous étudions attentivement l'invasion de la maladie dans chacune de ces trois épidémies, nous arrivons facilement à démontrer pour chacune d'elles l'importation évidente.

En effet, pour celle de 1842 à 1843, c'est l'armée du général Santa-Anna qui, après avoir traversé la Vera-Cruz, où régnait la fièvre jaune, et décimée elle-même par la maladie, vient bloquer la ville de Campèche.

Dans la seconde, ou épidémie de *la Grenade*, l'importation est aussi facile à reconnaître, en ce qu'elle coïncide avec une des épidémies les plus graves qui aient sévi à la Vera-Cruz (1862), et de plus on ne constate les premiers cas, à bord de la canonnière, que lorsque le port de Carmen est encombré de bâtiments du commerce venant de la Vera-Cruz, et que ces navires ont déjà perdu plusieurs hommes.

Pour la troisième épidémie, l'importation est aussi

évidente. Le premier cas, en effet, n'apparaît chez les Austro-Belges que lorsqu'on a constaté un premier décès sur un bâtiment du commerce arrivé depuis peu de Vera-Cruz, et qui avait perdu des hommes dans sa dernière traversée.

En dehors de ces trois épidémies, qui caractérisent les phases de la fièvre jaune dans le Yucatan, les registres des hospices civils ne constatent qu'à des intervalles très-éloignés quelques cas de *vomito*; mais tous cependant sont observés chez des hommes faisant partie d'équipages de bâtiments arrivés depuis peu de la Havane et de la Vera-Cruz.

Nous avons vu M. le Dr Jourdanet émettre l'opinion que le germe amaril est permanent sur les côtes du Yucatan, et de plus reconnaître qu'il n'avait point observé de décès en dehors de l'épidémie de Santa-Anna. Cette dernière proposition doit paraître exceptionnelle, surtout dans une maladie telle que la fièvre jaune, dont tout le monde connaît la gravité.

Aussi M. Jourdanet, pour expliquer un aussi beau résultat, invoque-t-il une prétendue fièvre d'acclimatation, fièvre que nous avons éprouvée nous-même, et sur les effets préservateurs de laquelle nous sommes loin d'avoir la même confiance que M. Jourdanet. En effet, cet auteur admet : 1° *que là où réside l'élément paludéen dans toute sa puissance, la fièvre jaune ne saurait élire droit de domicile;* 2° *que toute fièvre d'acclimatation contractée dans un port secondaire, d'où le manque d'étrangers exclut le caractère épidémique, met aussi bien à l'abri de la fièvre jaune que les cas les plus graves essuyés à la Havane ou à la Vera-Cruz*[1].

La première proposition supprime la présence de la fièvre jaune dans toute la partie sud du Yucatan, où l'on ne voit que marais, et cependant l'auteur a admis le germe amaril comme permanent. De plus, M. le Dr Jourdanet nous permettra de lui dire qu'il n'est nullement prouvé que l'élément paludéen soit le préservatif du vomito, alors que l'on admet comme parfaitement démontré qu'une première attaque, même grave, ne met pas elle-même à l'abri de toute récidive.

Quant à la seconde proposition, nous pensons qu'elle n'est pas plus fondée: en effet, il nous a été permis de constater, au mois d'août 1865, le fait suivant : Douze familles d'émigrants français ayant séjourné plus de deux années aux environs de Tabasco, étaient rapatriées à la Vera-Cruz par la canonnière *la Pique*, et une semaine après leur arrivée nous apprenions que, de tout ce convoi, un seul malade survivait aux attaques du vomito.

Ainsi, nous le voyons : d'une part, l'étude attentive des épidémies qui ont décimé le Yucatan; de l'autre, les restrictions que M. Jourdanet admet lui-même sur la présence du germe amaril dans le Yucatan, nous

[1] Jourdanet; Le Mexique et l'Amérique tropicale.

permettent de maintenir dans toute sa rigueur notre proposition, c'est-à-dire : *La fièvre jaune n'existe pas à l'état endémique sur les côtes du Yucatan, et chaque fois qu'elle y a été observée son apparition a été due à l'importation.*

Décrire la fièvre jaune, après ce qui en a été dit par M. Dutroulau[1], nous paraît chose parfaitement inutile. Nous croyons cependant, comme beaucoup de nos collègues, devoir protester contre l'administration de cette prétendue panacée employée par les matrones du pays (huile, citron et sel).

FIÈVRES INTERMITTENTES.

La fièvre intermittente est l'affection à laquelle l'équipage du *Brandon* a payé le plus large tribut. A deux reprises différentes, nous avons vu la fièvre atteindre une grande partie de nos hommes.

La première épidémie a lieu au mois d'avril 1864. A cette époque, *le Brandon* est désigné comme bateau-hôpital, lors de l'évacuation de Minatitlan[2]. Notre séjour dans le fleuve ne fut que de quelques jours, et cependant nous eûmes qnarante-cinq hommes atteints. Dans aucun cas nous n'avons vu se manifester les caractères des accès pernicieux; mais le fait qui nous

[1] Traité des maladies des Européens, *Fièvre jaune*, pag. 323.

[2] Village situé dans le fleuve Goazatcoalcos.

a surtout frappé, c'est la durée des stades. En effet, il n'était pas rare de voir l'accès durer vingt heures pour parcourir toutes ses périodes, et, de plus, l'empreinte du miasme paludéen était si profonde (même à la première attaque) que le sulfate de quinine, loin d'enrayer la fièvre, ne faisait tout d'abord que diminuer la durée des accès, qui, par une marche décroissante, finissaient par disparaître, en plongeant nos hommes dans une anémie des plus prononcées.

La seconde épidémie a lieu pendant notre séjour dans la lagune de Terminos; elle comprend une période de cinq mois, qui s'étend du mois d'avril 1865 au mois d'août de la même année, époque à laquelle l'équipage du *Brandon* a été rapatrié. Ce n'est point au mouillage seul de Carmen que nous attribuons cette épidémie, mais surtout aux nombreuses expéditions que nos hommes ont dû faire dans tous les cours d'eau qui avoisinent cette ville[1].

Malgré les précautions hygiéniques les mieux entendues, la règle militairement suivie de ne point désigner pour les expéditions tout homme déjà frappé, nous voyons, au mois d'août, 74 hommes atteints et l'équipage réduit à l'impuissance[2].

N'oublions pas aussi que nos hommes comptaient

1 Nous étions alors à la recherche du chef de bande Arevalo, qui dévastait l'État de Carmen.

2 L'effectif de l'équipage était de 110 hommes, y compris 16 matelots créoles.

déjà deux années de séjour au Mexique, terme au-delà duquel nous croyons qu'il est non-seulement prudent, mais nous dirons même impérieusement nécessaire, de ne pas prolonger le séjour des équipages.

Préoccupé toujours du rôle important des fonctions du foie dans les pays chauds, nous avons dû faire sans cesse précéder d'un vomitif l'administration du spécifique.

Quant à l'emploi, à titre prophylactique, du sulfate de quinine à la dose de $0^{gr},15$ tous les deux jours, nous croyons que cette pratique ne répond nullement au but qu'on se propose. En effet, en dehors des frais qu'elle occasionne à l'État, elle habitue lentement, c'est-à-dire sûrement, l'organisme, et finit par le saturer, désarmant par suite le médecin pour le moment où ce dernier devra agir rapidement. Ajoutons de plus l'horreur invincible que procure aux matelots ce breuvage composé de sulfate de quinine et de vin.

Mieux vaut, à notre avis, le vin de quinquina, qui a du moins la propriété de tonifier l'organisme, et lui permet ainsi de mieux résister aux influences du climat. Convaincu de cette idée, nous n'avons jamais forcé nos hommes à absorber le vin quininé, et nous devons dire que le résultat de notre pratique nous a prouvé que nous agissions avec plus de force contre la fièvre, lorsque le sujet n'avait pas été soumis à l'usage de ce prophylactique plus que douteux.

Ce qu'il faut surtout surveiller, c'est l'état de la

cale[1], de ce miasme nautique, comme l'appelle M. le professeur Fonssagrives ; veiller à l'alimentation des équipages; s'opposer autant que le permettent les intérêts du service, aux courses dans les rivières; défendre les travaux et les exercices inutiles ; enfin, prévenir l'anémie par un régime réparateur et tonique, et ne pas hésiter, dès que cette dernière se dessine franchement, à demander le renvoi en France des malades, ressource seule avantageuse à la fois aux intérêts des hommes et de l'État.

DYSENTERIE.

La dysenterie, qui, comme le dit avec raison M. Rufz[2], est partout et toujours le vrai fléau des pays chauds, a frappé plusieurs hommes de notre équipage. Cependant, nous devons ajouter que les seuls cas de dysenterie observés à bord ne doivent pas se rattacher à la pathologie des côtes du Yucatan, car ils correspondent à l'époque de notre séjour au mouillage du fort Saint-Jean d'Ulloa, pendant les mois de novembre et de décembre 1864. Pendant longtemps nous cherchâmes à découvrir la cause de cette épidémie de

[1] A bord du *Brandon*, la cale a toujours été tenue dans un état de propreté remarquable et desarrimée le plus souvent possible.

[2] Rufz; Études historiques et statistiques sur la Martinique, tom. II; 1850.

dysenterie, alors surtout que toute la division, mouillée au même lieu, ne présentait pas un seul cas.

Malgré toutes nos recherches, nous crûmes, et c'est l'opinion émise dans notre rapport de fin de mois, adressé au médecin en chef de la division, que cette épidémie ne pouvait être attribuée qu'aux variations brusques de température que nous observions à cette époque ; phénomènes météorologiques qui devaient impressionner plus vivement nos hommes, habitués à la température plus uniforme du banc de Campèche.

Chez aucun de nos malades, cette affection n'a revêtu de formes graves. Les purgatifs salins au début, l'ipéca à la brésilienne ensuite, enfin le sous-nitrate de bismuth associé à l'opium, ont dans tous les cas assuré d'une façon définitive la guérison.

COLIQUES SÈCHES.

Les coliques sèches, *coliques végétales*, ont fourni deux cas. Le premier, pour nous, est une récidive ; il a été observé chez notre officier en second, qui quelques années auparavant avait éprouvé une première attaque au Sénégal ; le second, chez un homme de pont, profondément anémié. Chez aucun de ces deux malades nous n'avons rencontré le liseré de Burton. Quant à l'origine saturnine de la maladie, nous ne saurions l'admettre. En effet, nos hommes ont, tout le temps de la campagne, bu de l'eau distillée provenant d'un appareil dans la fabrication duquel n'entrait point de plomb; ainsi que nous avons pu le constater, les joints étaient en caoutchouc, les tuyaux en fer, et de plus l'eau, avant d'être livrée à l'équipage, était reçue dans un filtre composé de charbon animal et de gravier, filtre qui pendant tout le temps de la campagne a été visité tous les mois.

Quant au charnier de l'équipage, les tuyaux ainsi que les embouts qui les terminaient, étaient en bois. Nous avons, de plus, cherché à reconnaître si l'eau, à sa sortie de l'appareil, contenait quelques traces de plomb, et toujours nos recherches ont été infructueuses.

Dans ces deux cas, les purgatifs, la belladone à haute dose, le sulfate de quinine, ont produit une guérison qui ne s'est point démentie.

HÉMÉRALOPIE.

Deux cas d'héméralopie ont été observés à bord : l'un chez un matelot créole, qui, après avoir été embarqué sur presque tous les bâtiments de la station, et soumis aux traitements les plus divers, fut désigné pour *le Brandon*, où nous ne pûmes obtenir de résultats appréciables. Chez le second, l'affection nous a paru liée à un commencement de scorbut. Aussi, voyant dans cette complication le point de départ de l'héméralopie, nous fûmes assez heureux pour obtenir la guérison en nous adressant au scorbut, sans cependant négliger toutefois l'état local : séjour de notre homme dans les parties basses du navire, excitants directs de l'organe de la vision.

PHTHISIE.

La phthisie est pour nous la maladie que l'Européen a le plus à redouter ; c'est la véritable affection du Yucatan. Nous ne saurions mieux formuler notre opinion, qu'en empruntant à M. Jourdanet[1] ce qu'il a écrit à ce sujet :

«La phthisie, dit-il, se place au premier rang ; mais non pas cette consomption lente qui répand comme un poétique intérêt sur les illusions de riant avenir dans lesquelles le phthisique d'Europe aime à se bercer. La phthisie du Yucatan est un mal aigu qui consume rapidement ses victimes et les conduit au tombeau sans leur donner ni trêve ni rayon d'espérance ; tantôt franchissant sans délai ses trois périodes classiques, elle fait parvenir les malades au marasme dans trois ou quatre mois ; tantôt affaissant les vésicules pulmonaires sous le nombre croissant de tubercules, elle tue par asphyxie au début de leur ramollissement. A la fois endémique et héréditaire, elle atteint les individus prédisposés, comme ceux qu'une constitution privilégiée paraissait garantir contre ses atteintes.»

[1] Jourdanet ; Le Mexique et l'Amérique tropicale. Paris, 1864, pag. 149.

M. Jourdanet, se fondant sur l'antagonisme du miasme paludéen et de la phthisie, paraît limiter la présence de cette maladie à la partie nord du Yucatan, car nous le voyons émettre la proposition suivante : «La phthisie aiguë n'existe pas à Tabasco. Les malades atteints de cette affection résistent un très-grand nombre d'années, pendant lesquelles le tubercule parcourt ses différentes phases sans leur causer de graves tourments [1].»

Nous ne saurions admettre cette limitation de la phthisie dans le Yucatan, car nous sommes convaincu que les doctrines émises par M. Boudin, et auxquelles paraît se rattacher M. Jourdanet, sont aujourd'hui complètement abandonnées par la plupart des médecins, depuis le mémoire de M. Jules Rochard, mémoire couronné par l'Académie de médecine [2].

Pour nous, la phthisie est la maladie qui caractérise le Yucatan ; c'est celle contre laquelle l'étranger a le plus à lutter. Nous n'avons observé qu'un seul cas de phthisie à bord ; mais le fait qui nous frappait était précisément les secousses profondes que recevait l'organisme chaque fois que *le Brandon*, après quelques jours de séjour à la Vera-Cruz, revenait prendre son poste de croiseur devant Campêche.

1 Ouvrage cité, pag. 160.

2 Influence de la navigation et des pays chauds, etc., 1856.

MALADIES CHIRURGICALES.

Le premier fait de chirurgie que nous eûmes à observer, fut un cas de luxation de la mâchoire inférieure déterminée par un choc violent et direct sur le maxillaire inférieur. Le choc, quoique très-fort, ne détermina point de fracture, mais un ébranlement général de tout le système dentaire ; de plus, l'homme ayant heurté de la tête une pierre placée à quelques pas de lui, vit sa luxation compliquée de commotion cérébrale, qui mit sa vie sérieusement en danger. Après avoir réduit presque aussitôt la luxation, en prenant les précautions recommandées par tous les auteurs, nous employâmes tous les moyens nécessaires pour obtenir une consolidation aussi parfaite que possible de l'appareil dentaire, consolidation que nous ne pûmes malheureusement acquérir. Rapatrié quelque temps après, ce sujet a été réformé depuis par le Conseil de santé du port de Brest. A cette époque, une année s'était écoulée depuis l'accident, la plupart des dents étaient encore mobiles, la parole difficilement articulée, et l'homme obligé de se nourrir d'aliments liquides ou tout au moins de consistance molle.

Après cette luxation, les seules maladies chirurgicales que nous avons eu à traiter, sont toutes des plaies par armes à feu. Alors que *le Brandon* fut désigné comme bâteau-hôpital, lors de l'évacuation de Minatitlan, en sus des fiévreux nous reçûmes les blessés de la garnison, au nombre de trois, présentant tous des blessures fort curieuses.

Le premier cas est un coup de feu : le projectile (balle ronde de très-petite dimension) avait pénétré au-dessus du ligament de Fallope gauche, traversé le bassin, et était venu se loger à la partie inférieure de la région fessière droite, d'où il avait été enlevé par notre collègue, le médecin-major du *Milan*, alors en station dans le Goazatcoalcos. Soigné depuis lors par ce même médecin, cet homme, au moment de son embarquement, sauf encore un peu de suppuration, de bonne nature du reste, qui se produisait par la contre-ouverture, pouvait être considéré comme complètement guéri.

Le deuxième cas était aussi un coup de feu : le projectile avait traversé la région palmaire gauche, en fracturant le deuxième et le troisième métacarpien, déterminant une lésion de l'arcade palmaire. Cet homme, presque complètement guéri, présentait une cicatrice des tissus qui avaient été lacérés, et des traces de nombreuses incisions faites sans nul doute pour s'opposer au séjour du pus dans cette région. Les fractures étaient consolidées, mais la lésion des tendons des fléchisseurs, jointe à l'immobilité qu'avaient dû subir ces parties, avait produit une ankylose des articulations métacarpo-phalangiennes. Les mouvements du poignet persistaient seuls ; mais il y avait lieu de penser que, sous l'influence de bains et de moyens mécaniques, les mouvements perdus seraient bientôt recouvrés.

Le troisième cas, qui émanait également d'une arme à feu, avait traversé l'articulation fémoro-tibiale droite, déterminant une inflammation violente, inflammation dont le résultat avait été une ankylose complète de cette articulation importante.

Quant à l'équipage du *Brandon*, trois hommes seulement, atteints assez grièvement, ont fixé notre attention. Le premier cas est le coup de feu reçu par notre maître canonnier à l'attaque du fort de Champotou. Le projectile (balle) avait pénétré à la réunion du tiers externe avec les deux tiers internes de la clavicule, en respectant la cavité thoracique. Le seul trajet que l'on pût suivre à l'aide d'une sonde, se dirigeait obliquement de dehors en dedans, et presque horizontalement jusqu'à la partie supérieure interne et un peu postérieure de la tête de l'humérus, où l'explorateur arrêté paraissait faire reconnaître la présence de la balle.

Cependant, après plusieurs recherches infructueuses, n'ayant jamais pu acquérir une conviction complète, je dus laisser à la nature le soin de l'élimination de ce corps étranger.

Les causes qui me firent agir ainsi furent les suivantes :

1° J'avais la conviction que la balle avait respecté la cavité thoracique;

2° Aucun vaisseau (artériel ou veineux), aucun tronc nerveux de quelque importance, n'avait été atteint;

3° Il n'existait aucune gêne dans les mouvements du bras et même de l'articulation scapulo-humérale;

4° Je me trouvais en présence d'un homme à constitution robuste;

5° Enfin, j'avais tout lieu de supposer qu'en vertu de sa position et de son propre poids, la balle cheminerait dans les muscles du bras, et, devenant superficielle, permettrait facilement son extraction.

Un pansement simple sur la plaie d'entrée, l'immobilité du membre, tel fut tout le traitement. La cicatrisation se fit en effet sans la moindre trace d'inflammation; le pouls fut toujours normal, et quinze jours après l'accident le maître canonnier reprenait son service, n'éprouvant aucune gêne, si ce n'est une légère douleur se faisant quelquefois sentir dans le point où la balle m'avait paru s'être logée.

Un an après, ce sous-officier, rapatrié par suite d'anémie, voyait, comme je l'avais prédit, la balle, descendue lentement il est vrai, occuper cependant déjà une place d'où son extraction était singulièrement facile, extraction à laquelle il ne voulut jamais consentir, prétextant avec raison que le projectile ne le gênait en rien [1].

[1] Cet homme, mort depuis quelques jours à peine, m'avait

Le second cas fut observé sur le nommé Hamon, qui reçut un coup de feu à l'assaut du camp retranché de Jonuta. La balle avait atteint la partie supérieure et externe de la paroi thoracique gauche, en pénétrant au-dessus de la clavicule ; elle avait contourné la tête de l'humérus et était venue se loger dans la partie moyenne de la fosse sus-épineuse gauche, où une simple incision permit d'en pratiquer l'extraction.

Quoique le projectile n'eût produit aucun désordre important, une suppuration assez abondante eut lieu, le gonflement de l'articulation scapulo-humérale devint de plus en plus manifeste, et deux incisions nouvelles durent être pratiquées pour faciliter l'écoulement du pus. Malgré cette complication, quelques jours après le malade voyait tous les symptômes s'amender et guérissait, en conservant l'intégrité des mouvements de l'épaule.

Quant au troisième cas : Pinet, matelot-timonier, à la même affaire de Jonuta, reçoit un coup de feu ; le projectile atteint la partie inférieure et interne de la cuisse gauche, contourne le fémur, et vient se loger dans la partie supérieure du creux poplité, d'où, malgré toutes les tentatives faites, il ne put être extrait. Ici encore, n'ayant aucun désordre important à noter, les mouvements de l'articulation étant libres et s'exé-

lui-même fait constater que le projectile occupait la partie médiane du bras et descendait toujours.

cutant sans aucune douleur, j'ai dû abandonner à la nature l'élimination du corps étranger. Depuis ma rentrée en France, j'ai appris que Pinet, débarqué à Brest il y a un an, fut, sur sa demande, dirigé sur l'hôpital maritime de cette ville, demandant à ce que la balle fût extraite, car elle déterminait d'assez violentes douleurs et rendait presque la marche impossible. Pas plus qu'à bord, le projectile n'a pu être saisi, et Pinet a été évacué avec un congé, conservant un peu de gêne dans les mouvements de flexion de la jambe sur la cuisse. Aujourd'hui la balle a abandonné sa position primitive, et elle est si superficielle qu'une simple incision suffirait pour en pratiquer l'extraction. Cependant Pinet, n'éprouvant aucune gêne de la présence de ce corps étranger, ne veut sous aucun prétexte se soumettre à une opération aussi simple [1].

Comme nous venons de le voir, chez tous nos blessés, les corps étrangers auraient pu, vu la nature de leur trajet, déterminer de graves accidents; chez aucun d'eux cependant nous n'avons eu de résultats fâcheux à enregistrer. Répéter ici ce que l'on sait déjà depuis si longtemps, sur la facilité avec laquelle guérissent dans les pays chauds les plaies les plus graves, nous paraît tout à fait inutile.

[1] Pinet, admis au service, sur sa demande, est aujourd'hui à la division de Toulon, et j'ai pu examiner sa blessure, il y a à peine quelques jours.

Tout notre traitement a consisté à pratiquer aussitôt que nous l'avons pu l'extraction des projectiles et des corps étrangers qu'ils pouvaient avoir entraînés à leur suite ; à combattre l'inflammation des parties par les irrigations froides, et condamner au repos absolu les sujets chez lesquels une grande articulation avait été atteinte. Enfin, nous rappelant que nous nous trouvions en présence d'hommes vigoureux, et de plus dans un climat débilitant, nous avons nourri nos blessés dès que les symptômes nous ont permis de le faire. Le vin surtout leur a toujours été donné comme tisane, et en assez grande quantité.

En dehors de ces blessures, les affections chirurgicales peuvent se résumer en abcès, furoncles, plaies de toute sorte, toutes sans gravité.

MALADIES SYPHILITIQUES.

Les maladies syphilitiques sont relativement rares dans le Yucatan. Seize cas de syphilis sur un équipage de 120 hommes, dans l'espace de deux années de campagne, tel est le bilan du *Brandon*[1]. Et Dieu sait si nos hommes étaient dans des conditions favorables à l'infection ! car, soit à Campêche, soit à Carmen, des permissions fréquentes leur étaient accordées.

[1] Ces 16 cas de syphilis comprennent : chancres, 6 ; chancres et bubons, 10.

Cependant, d'après quelques auteurs, nous sommes dans le berceau de la syphilis, et de plus la prostitution n'y est point réglementée. A quoi attribuer ce peu de fréquence des maladies vénériennes, si ce n'est à l'isolement dans lequel s'est trouvée cette province du Mexique? En effet, peu de bâtiments viennent au Yucatan, on n'y voit presque pas d'étrangers, et par suite il y a peu d'importation. Aussi, si l'on doit se réjouir de voir les nouvelles lignes de paquebots rallier les points du Yucatan avec l'Amérique du nord, le Gouvernement ne saurait oublier qu'il doit se prémunir contre l'importation de cette terrible maladie. Réglementer la prostitution, créer des dispensaires, enfin exiger que toute fille reconnue syphilitique soit soumise dans un hôpital à un traitement régulier : telles sont les premières réformes à introduire, si l'on veut que cette immunité vraiment exceptionnelle se maintienne.

CONCLUSION.

Arrivé au terme de ce travail, et nous basant sur les résultats obtenus à bord du *Brandon*, ne nous est-il pas permis, au nom de la santé de nos équipages, d'émettre le vœu de voir le banc de Campèche devenir le centre de la station du golfe de Mexique !

En effet, nous avons vu les côtes du Yucatan présenter des mouillages sûrs pendant la saison des *nortes;* donner à de très-bas prix une alimentation saine et abondante; enfin n'offrir presque aucune des maladies des pays chauds.

La seule objection à nous faire, serait relative à la distance à laquelle doivent mouiller les bâtiments. Mais cette objection a peu de valeur, tous les chefs de station ayant à leur disposition des chaloupes à vapeur.

Nous ne saurions cependant oublier que l'état de guerre, la protection à accorder à nos nationaux, peuvent forcer un amiral à rester à tel ou tel mouillage, mouillage que les intérêts les plus puissants de l'hygiène ne sauraient lui faire abandonner.

TABLE DES MATIÈRES

INTRODUCTION.. V

PREMIÈRE PARTIE.

HISTORIQUE.. 7

Races.. 11
Topographie.. 14

SECONDE PARTIE.

MALADIES.. 23

Fièvre jaune.. 24
Fièvres intermittentes.. 29
Dysenterie.. 32
Coliques sèches.. 33
Héméralopie.. 34
Phthisie.. 35
Maladies chirurgicales.. 37
Maladies syphilitiques.. 43

CONCLUSION.. 45

www.ingramcontent.com/pod-product-compliance
Ingram Content Group UK Ltd.
Pitfield, Milton Keynes, MK11 3LW, UK
UKHW021022200726
13857UKWH00004B/1538